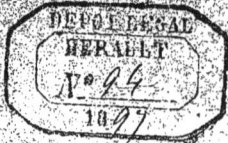
Dʳ F. MARION

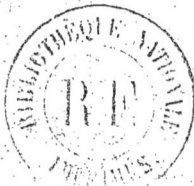

DE L'EMPLOI

DES

BAUMES NATURELS

DANS LE TRAITEMENT DE LA GALE

Montp. — Typ. Charles Boehm.
10, Rue d'Alger, 10

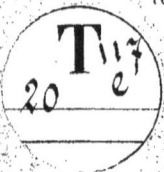

DE L'EMPLOI

DES

BAUMES NATURELS

DANS LE TRAITEMENT DE LA GALE

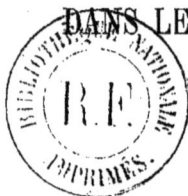

PAR

F. MARION

DOCTEUR EN MÉDECINE

———◦✦◦———

MONTPELLIER

TYPOGRAPHIE ET LITHOGRAPHIE CHARLES BOEHM

ÉDITEUR DU NOUVEAU MONTPELLIER MÉDICAL

10, RUE D'ALGER, 10

—

1897

A TOUS LES MIENS

Souvenir affectueux.

A MON AMI Edouard VIALLET

Pharmacien des Hôpitaux

F. Marion.

A MON PRÉSIDENT DE THÈSE

Monsieur le Professeur DUCAMP

F. Marion.

A MM. les Professeurs CARRIEU et HAMELIN

A MM. LES PROFESSEURS AGRÉGÉS

BROUSSE, LAPEYRE et GALAVIELLE

A MES MAITRES

F. MARION.

A Monsieur VINCENT, Préfet de l'Hérault

ET SA FAMILLE

Hommage reconnaissant.

A MES AMIS

F. MARION.

AVANT-PROPOS

«L'histoire nosologique de la gale, écrit dans son *Traité des Maladies de la peau*, le professeur Moriz Kaposi, montre l'influence considérable que sa conception exerça sur le développement de la pathologie générale moderne. La doctrine humorale ancienne, très ébranlée déjà vers 1840 par la masse des faits appartenant à l'histoire naturelle, a été complètement renversée et abandonnée après qu'elle eut été sapée entièrement par le travail souterrain du petit acare. C'est dans l'histoire de cette dermatose vulgaire que prend racine la nouvelle vie de la médecine fondée sur l'histoire naturelle».

Peut-être le célèbre dermatologue a-t-il exagéré quelque peu et doit-on mettre cet enthousiasme sur le compte de sa vénération pour son maître Hébra, dont les travaux contribuèrent puissamment à éclairer la pathogénie de l'affection psorique. Néanmoins il est bien certain que l'histoire de la gale, si elle n'a pas entièrement fait naître une doctrine nouvelle, résume admirablement les diverses étapes franchies par l'idée médicale jusqu'à nos jours. Elle nous montre les fluctuations subies par cette doctrine humorale en butte aux attaques répétées des naturalistes, opposant aux faits des théories, à l'évidence l'entêtement héroïque de la foi, et traversant victorieusement les siècles pour venir sombrer devant les révélations de la microbiologie.

Sombrer, qui sait? Ne voyons-nous pas des hommes éminents tenter le sauvetage et vouloir restaurer, sous le couvert des conceptions microbiennes, les vieilles théories caressées par nos pères :

Olim Coüs, nunc Monspeliensis Hippocrates !

Et l'avenir n'est peut-être pas éloigné qui justifiera cette rénovation déjà basée sur des faits. Le progrès ne se propage pas suivant une ligne droite, et l'échelle symbolise mal sa marche. Il évolue autour d'un centre toujours le même, et, si son orbe s'élargit chaque jour, chaque jour aussi nous ramène à une étape déjà franchie.

Les dernières découvertes font de la blennorrhagie une malaladie générale comme l'entendaient les médecins du siècle dernier. Et pourtant les travaux de Neisser, en isolant la cause de l'uréthrite, en précisant l'étendue de ses lésions, semblaient la ranger à jamais dans les affections locales.

Pouvons-nous affirmer que tout est dit sur la pathogénie de la dermatose qui nous occupe ? Tout est-il bien expliqué dans le processus morbide qui relève de l'acare ? Ces gales qui disparaissent au cours de quelques maladies aiguës ; ces immunités bizarres présentées par certains individus, et que ne peuvent expliquer ni la résistance des téguments, ni des anomalies de sécrétions ; ces troubles déterminés par l'inoculation sur certains organismes, tout cela n'ouvre-t-il pas aux médecins de nouveaux champs d'études ? Quoi d'étonnant si les pathologies de demain nous décrivent les maladies de l'acare, nous révèlent les désordres encore inconnus apportés dans l'économie par la présence du parasite ? Peut-être alors une sérothérapie perfectionnée, créant un milieu défavorable à l'évolution de l'insecte, viendra-t-elle mettre un terme à l'embarras du praticien, hésitant entre les nombreux remèdes proposés sans doute jusque-là !

Mais nous avons tort de nous plaindre à cet égard. La thérapeutique de la gale a fait en quelques années des progrès immenses. Après le traitement de deux heures, qui devient entre les mains de Fournier un spécifique infaillible de l'affection, nous voyons surgir un traitement nouveau présentant tous les avantages du précédent, sans avoir aucun de ses nombreux inconvénients. Nous voulons parler du traitement par les baumes.

C'est à cette méthode nouvelle, encore peu connue, que nous allons consacrer le travail qui va suivre. Nous le diviserons en trois parties : D'abord un historique, un peu long peut-être, mais qui nous a paru indispensable ; puis une étude pharmaceutique et thérapeutique des divers baumes, avec pour chacun d'eux un aperçu des résultats ; enfin une conclusion renfermant une appréciation du traitement et quelques indications pratiques.

Et maintenant, qu'il nous soit permis, avant de terminer cet avant-propos, d'exprimer notre reconnaissance aux Maîtres de cette école.

C'est particulièrement à MM. les professeurs Carrieu et Ducamp, à MM. les professeurs agrégés Bosc, Brousse et Lapeyre, que nous adressons nos remerciements pour la bienveillance qu'ils nous ont témoignée.

Que M. le doyen Mairet reçoive aussi l'expression de notre gratitude pour l'intérêt qu'il nous a porté au cours de nos études médicales.

Au moment de quitter l'école, nous sentons vivement combien nous sommes attaché à cette vieille Faculté montpelliéraine. Nous oublions à cette heure les petits mécontentements, les froissements inévitables, pour ne garder que le souvenir des bienfaits reçus.

Tous nos vœux iront sans cesse vers cette Université de nouvelle date qui reçut courageusement, de son aïeule des temps passés, la charge bien lourde de ses brillantes traditions.

Au cours de la carrière qui s'ouvre devant nous, pleine d'inconnus, c'est vers elle que nous tournerons les yeux chaque fois que le découragement nous guettera. Il nous semblera que l'éclat de cette gloire qui rayonna pendant plusieurs siècles sur le monde savant pourra jeter un peu de lumière dans le trouble de notre esprit, dissiper le doute cruel qui trop souvent harcèle l'homme dans le praticien, donner en un mot cette foi en la science qui peut, comme l'autre, réaliser des miracles.

DE L'EMPLOI

DES

BAUMES NATURELS

DANS LE TRAITEMENT DE LA GALE

PREMIÈRE PARTIE

La gale et son traitement

HISTORIQUE. — Tout le monde sait aujourd'hui que la gale est une dermatose éminemment contagieuse due à la présence, sous l'épiderme, d'une arachnide de la famille des sarcoptidés, l'*acarus scabiei*. La femelle de cet acarus, par son passage à travers le corps muqueux de Malpighi, dans lequel elle pond ses œufs, détermine l'apparition de sillons caractéristiques et d'une éruption polymorphe, à la fois papuleuse, vésiculeuse et pustuleuse, accompagnée d'un prurit intense, exacerbé par la chaleur.

Il y a soixante ans à peine, l'accord n'était pas encore fait entre tous les savants sur l'origine parasitaire de la gale, et ce n'est pas sans une certaine surprise que nous voyons en 1834, c'est-à-dire deux cents ans après l'application du microscope aux sciences naturelles, des médecins tels que Dugès, Gras, Raspail, discuter l'existence du sarcopte.

On comprend dès lors qu'avant l'apparition des instruments d'optique, la lutte se soit poursuivie pendant plusieurs siècles entre les partisans de la théorie parasitaire et ceux de la théorie humorale.

Nous voyons, en effet, Aristote parler de petits animaux dans les vésicules de la psore, alors que plus tard Cicéron, Horace, Juvénal ne voient que le prurit dans la maladie (*scabies*, de *scabere* gratter). De même, les médecins arabes Rhazès, Ali-Abbas, Avicenne au xiᵉ siècle, considérant la gale comme «une humeur âcre et chaude», ne font aucune allusion à l'animal très petit que Ben-Sohr ou Ibn-Zohr, dont les traducteurs ont fait Avenzoar ou Aben-Zoar, désigne, un siècle après, sous le nom de Soab. «Il s'engendre sous l'épiderme, dit ce médecin, des animalcules semblables aux poux qui sortent vivants quand on écorche la peau et qui sont si petits que l'œil peut à peine les apercevoir».

Pour Galien, la gale est une «humeur mélancolique».

Par contre, l'abbesse de Sainte-Hildegarde, auteur d'une physique du xiiᵉ siècle, signale la présence de l'animal que l'on trouve dans la peau des galeux.

Guy de Chauliac, au xivᵉ siècle, parle «des syrones qui tracent des sillons sinueux entre cuir et chair».

Alex. Benedetti, Rondelet, Laurent, A. Paré possèdent également la notion du parasite, mais ils pensent que la gale est une affection générale dans laquelle les animalcules «mites ou milbes» ne sont que des accidents, et A. Paré déclare que la «rogne» est surtout «une pituite nitreuse et salée».

En 1557, Scaliger, dans ses œuvres, décrit le sarcopte sous les noms de «Garapate, Pédicello, Scirro, Brigand, etc.» que divers peuples lui donnaient de son temps.

Vers la même époque, Ingrassias, Joubert, Cabucinus soupçonnent son existence.

En 1596, Aldrovande nous décrit la manière dont il sillonne l'épiderme.

Mais, en 1601, Mercuriali, médecin de Venise, fait de la gale une maladie de l'organisme entier et surtout du sang.

Cette opinion est contredite en 1634 par Th. Mouffet naturaliste anglais, qui constate l'existence de l'acare et le désigne sous le nom allemand de «Seuren». Il ajoute que c'est à côté de la vésicule et non dans la sérosité qu'on doit chercher l'animal.

Malgré la netteté de la description donnée par ce naturaliste, nous voyons, dans le système nosologique de Boissier de Sauvages et de Tourtelles, la gale figurer dans la famille des *cachexies*.

Un peu plus tard, deux médecins allemands, Hauptmann et Haffenreffer, nous donnent les premiers du parasite une mauvaise figure qui le représente avec 6 pattes et 4 crocs. On l'appelait, de leur temps, acarus, ciron, pedicelle, lebendige, seuren.

En 1682, Ettmüller en donnne une figure plus correcte que celle d'Hauptmann. Pourtant, vers la même époque, Sylvain le Boë attribue la maladie à un «acide mordicant exhalé par le sang».

En 1687, le Dr Giovan Cosimo Bonomi ou Bonomo ou encore Bononius, dans ses «Transactions philosophiques», donne de la gale une description zoologique et une figure assez correcte. Il montre sa forme de petite tortue, ses œufs et en fait la cause unique de la maladie. Il prescrit pour la détruire les préparations mercurielles et soufrées.

Sa monographie, très complète et très lumineuse, ne persuade pas tout le monde malgré la confirmation apportée à ses découvertes par le Dr Hyacinthe Cestoni.

Pour Macbride et Cullen la gale est une maladie locale, pour Vitet une inflammation, pour Touras une maladie du système cellulaire, pour Baumes une helminthèse.

Morgagni retire des sarcoptes des vésicules, et Linné le premier, en 1746, classe le parasite parmi les insectes aptères, genre acarus. Il s'appelle *acarus humanus sub-cutaneus*, puis *acarus scabiei*.

Plus tard, ce célèbre naturaliste confondit l'acarus avec la mite de la farine et refusa constamment de reconnaître son erreur.

Pallas, puis Degeer (1788), la relevèrent; ce dernier donne de l'insecte une description très exacte accompagnée d'un dessin à peu près irréprochable.

Wichmann, en 1781, décrit l'affection, les sillons, la contagiosité et transporte la gale du cheval à l'homme.

Plus tard, Fabricius place le parasite dans la classe des suceurs; enfin, Latreille crée pour lui le genre *sarcopte*.

En présence de pareils résultats, il semble que l'existence de l'acare ne puisse plus être mise en doute, et pourtant ses défenseurs rencontrent beaucoup d'incrédules, parmi lesquels nous sommes péniblement surpris de voir figurer Willan et l'immortel Lorry. D'autres naturalistes admettent l'acare, mais en le regardant comme un accident de la gale, un épiphénomène, et, en 1807, Grégoire Hortius soutient que la gale peut dégénérer en lèpre.

La question reste controversée. Pour la trancher, un pharmacien de l'hôpital Saint-Louis, M. Galès, entreprend, en 1812, des recherches nouvelles, soumet à ses expériences plus de trois cents galeux, et arrive à démontrer l'existence de l'insecte. Il préconise contre le parasite les fumigations sulfureuses. Malheureusement, le dessin qu'il joignit à sa thèse ayant paru ressembler à la mite du fromage, chacun crut à une gasconnade, et Raspail, en 1829, démontre que le mémoire de Galès est une pure mystification. Il ne nie pourtant pas la possibilité de l'existence du parasite.

C'est un étudiant en médecine, François Renucci, assistant de la clinique d'Alibert, qui résout enfin le problème tant poursuivi. Originaire de Corse, où des matrones guérissaient la gale en extirpant le sarcopte des sillons à l'aide d'une aiguille, il avait vu pratiquer cette méthode sur plusieurs galeux de son pays. Il tente, en 1834, de la renouveler à la consultation d'Alibert et est assez heureux pour amener sur l'ongle du pouce un « animalcule blanc et globuleux, que chacun put voir à l'œil nu se déplacer en divers sens ».

La nouvelle se répand et pique la curiosité des naturalistes. On multiplie les investigations dans le service du D\u1d63 Emery, où étaient admis la presque totalité des galeux, et les plus incrédules sont forcés de se rendre à l'évidence. On a en même temps la raison des insuccès précédents dans la recherche de l'acare.

C'est pour n'avoir pas mis en pratique le conseil donné par Mouffet, deux cents ans auparavant, « de chercher à côté de la vésicule », que l'on avait échoué dans la découverte du parasite.

Le fait une fois établi, Raspail et Dugès consacrent à cette question un excellent article dans le tom. VII du *Bulletin de Thérapeutique.*

Albin Gras, la même année (1834), s'inocule la gale à diverses reprises à l'aide d'acares appliqués sur la peau et fait paraître une thèse sur l'action antipsorique de certains médicaments (*Recherches sur le sarcopte de la gale*, thèse de Paris, 1894).

Fr. Renucci, sous le titre : *Découverte de l'insecte qui produit la contagion de la gale* (Thèse de Paris, 1835), publie une étude sur le sillon.

Aubé (même année) décrit les mœurs noctambules du parasite.

Lugol et Moronval, à l'aide d'inoculations faites avec la sérosité et demeurées sans résultat, démontrent que le sarcopte seul reproduit la gale.

Nous citerons encore les recherches de Schönlein, Fuchs, Hildebrandt, Krämer (1845), Euchstadt (1846), Greifswald, Hébra, Lanquetin, les travaux remarquables de MM. Bazin et Hardy sur le traitement rapide des galeux, enfin le travail de M. Bourguignon (1850), successeur de Sandras, qui expose avec un plein succès toutes les questions relatives à l'acarus dont l'histoire est aujourd'hui bien connue.

On comprend aisément combien la thérapeutique de la gale a

dû se modifier au cours des fluctuations subies par sa conception pathogénique.

Considérée comme une maladie générale, « une altération ou acrimonie des humeurs, une dépravation de la lymphe », la gale est traitée par les antiphlogistiques et les évacuants, les larges saignées, les purgatifs répétés, le régime sévère, qui affaiblissent fort le malade sinon le sarcopte. C'est le traitement en honneur chez les Grecs, les Latins, les Arabes et nos premiers médecins. Les topiques paraissent superflus. Pourtant Virgile rapporte (*Géorgiques*, liv. III, pag. 450), que les bergers se servaient d'un mélange d'ellébore noir, de scille et surtout de soufre pour se débarrasser de la gale, mais ce mélange avait pour but unique de déterger les petits ulcères cutanés. La véritable action antipsorique s'exerçait par la voie interne à l'aide de ce même soufre qui « pousse les matières à la surface ».

Pline préconise au même titre que l'ellébore des topiques à base de passerage (*lepidium latifolium*) avec cire et onguent rosat (*Hist. natur.* liv. XX, chap. 17).

Il nous faut arriver au professeur de Leipzig, Ettmüller, qui le premier dessine l'acarus en 1682, pour voir instituer un traitement externe rationnel. Et encore ce traitement, à base de «soufre, alcali fixe et matière grasse », doit-il être allié à un traitement interne par les antimoniaux ou la chair de vipère.

Nous mentionnerons à ce propos, à titre de curiosité, les spécifiques plus ou moins bizarres qui firent, vers cette époque, la fortune des charlatans et qui sont énumérés tout au long dans les *Ephémérides des curieux de la nature* (cent VII, observ. xxii).

Nous y trouvons recommandé contre l'affection psorique l'usage interne de la bouse de vache distillée sur l'esprit de vin, des excréments de chien (*album græcum*), de l'eau distillée d'excréments humains (Doracrellius), du pissat d'âne, de la fiente de renard, de coq, etc.

Après Ettmüller, on recommande d'aider à la médication interne par des topiques divers, mais peu actifs, tels que le mélilot, la camomille, etc. On publie de nombreuses observations tendant à montrer le danger de la gale supprimée trop rapidement (Hahnemann), et dans lesquelles les malades n'ont échappé à des complications terribles ou même mortelles que grâce à la sage précaution prise par le médecin, de leur inoculer à nouveau la gale !

Pourtant, après la découverte de Renucci, le traitement externe prend le dessus et reste à peu près seul employé.

On essaie tous les agents susceptibles de détruire le parasite. Le règne végétal et le règne minéral sont mis à contribution et non pas toujours sans danger.

Nous trouvons signalés de nombreux cas de mort consécutive à l'usage d'onguents antipsoriques à base d'arsenic, de mercure, de plomb et même de tabac, qui jouit longtemps d'une vogue considérable.

La dentelaire (*plumbago europœa*), qui, préconisée par un médecin de Provence, M. Sumeire, avait obtenu le prix offert, en 1778, par la Société royale de médecine à l'inventeur d'un remède qui guérirait rapidement la gale, a longtemps un succès mérité malgré les phénomènes d'inflammation violente qu'elle détermine sur le corps des malades.

La staphysaigre (*delphinium staphysagria*), d'une efficacité bien connue à l'égard des poux, est lancée comme antipsorique par un charlatan. Les résultats sont médiocres, et l'usage prolongé de cette plante ayant déterminé des accidents par absorption de l'alcaloïde, la delphinine, on l'abandonne à peu près complètement.

Le pétrole, qui inspire la thèse de Granier : « *Des divers traitements de l'affection psorique et essai par l'huile de pétrole rectifiée* » (Paris 1872), est employé avec succès et son usage se répand. Il exerce une action rapide sur le sarcopte ; malheureusement, son odeur désagréable et les inflammations eczémateuses qu'il détermine le rendent parfois inutilisable. Ces inconvénients sont dimi-

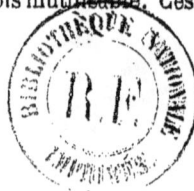

2

nués par l'usage du savon au pétrole du Dr Emery, dont voici la formule :

Huile de pétrole	50 gram.
Cire blanche	40 —
Alcool à 90	50 —
Savon sodique	100 —

Mais cette préparation agit plus lentement que le liquide pur.

Dans les hôpitaux de Vienne on emploie jusqu'à ces dernières années le naphtol, recommandé dans la thèse Guérin : *Traitement de la gale par le naphtol* (Paris 1882).

C'est la pommade suivante qui est employée :

Naphtol β	15 gram.
Savon noir	50 —
Craie	10 —
Axonge	10 —

Trois à cinq frictions suffisent pour les femmes et six à sept pour les hommes.

Cette formule est moins irritante, mais moins active aussi que la suivante, recommandée par le *Times and Register* du 18 janvier 1870 et employée en Angleterre :

Naphtol	2^{gr},40
Onguent de zinc benzoïque	30 gram.

Deux ou trois applications suffisent mais au prix d'une violente irritation.

En France, M. Besnier emploie le naphtol dans la pommade qu'il prescrit pour les femmes enceintes :

Naphtol	5 à 10 gram.
Ether	Q. S.
Menthol	0^{gr},25 à 10 —
Vaseline	100 —

Il faut 5 à 6 frictions suivies d'un bain amidonné.

En Belgique, le traitement en vigueur dans l'armée est celui qui porte le nom de Vleminckx. Il comprend un bain d'une heure, pendant la première demi-heure duquel le patient subit une friction énergique au savon noir. Au sortir du bain, friction générale avec la solution de Vleminckx, qui n'est autre que du sulfure de calcium liquide obtenu en faisant bouillir 250 gram. de soufre sublimé et 150 gram. de chaux vive dans 2,500 gram. d'eau et faisant réduire à 1,500, qu'on décante. Le traitement se termine par un bain suivi d'une lotion à l'eau froide.

L'acide phénique, dont l'action antipsorique avait été étudiée dans la thèse Frissard : *Essai sur l'acide phénique dans le traitement de la gale* (Paris 1880), a donné d'excellents résultats entre les mains du Dr Trésilian, qui employait les frictions avec :

Acide phénique..................... 1 gram.
Huile d'olives..................... 15 —

Les démangeaisons cessaient au bout d'une ou deux applications. Par malheur, quelques cas de mort ayant été signalés à la suite de l'emploi du traitement, on renonce à cet agent.

Le Dr Ohmann-Dumesnil a préconisé, ces dernières années, un traitement qu'il déclare rapide et infaillible. Il consiste en un bain chaud pris le matin et suivi d'une friction faite sur la peau, soigneusement séchée avec une solution à parties égales d'eau et de sulfite de soude. On laisse évaporer le liquide. On fait porter au malade du linge désinfecté à l'étuve, puis le soir on l'oblige à faire un lavage de tout le corps, la tête exceptée, avec :

Acide chlorhydrique dilué........... 180 gram.
Eau distillée..................... 120 —

La guérison a lieu en 3 ou 4 jours par dépôt de soufre dans les interstices de la peau.

Une foule de substances parmi lesquelles nous citerons l'ammoniaque, l'huile de cade, la térébenthine, la benzine etc., comptent un grand nombre de partisans et de détracteurs.

Mais, de tous les remèdes proposés, le soufre est resté le plus inoffensif en même temps que l'un des plus efficaces. C'est sous forme de pommades sulfuro-alcalines, dont la pommade dite d'Helmerich est le type, qu'il a été employé jusqu'à ce jour après avoir survécu à tous les médicaments successivement prônés.

Cette pommade d'Helmerich, formulée en 1812 par un officier de santé, lequel l'avait renouvelée de la formule d'Ettmüller, se prépare avec :

Soufre sublimé....................	200	gram.
S. carbonate de potasse............	100	—
Huile d'amandes douces.............	100	—
Axonge.........................	700	—

Elle a été modifiée comme il suit par Fournier, professeur à l'hôpital St-Louis, qui réduisit à son minimum de durée le traitement de la gale.

Carbonate de potasse..............	50	gram.
Fleur de soufre...................	100	—
Glycérine.......................	200	—
Gomme adragante................	1	—
Parfum..........................	*Ad. libit.*	

Cette préparation, formulée surtout dans la clientèle, masque l'odeur désagréable du soufre mis en présence d'un corps gras.

Voici d'ailleurs quelques détails sur le traitement de St-Louis ; nous extrayons ces détails d'une leçon faite par Fournier lui-même à l'hôpital en août 1896.

La méthode est désignée sous le nom de *frotte*. Elle comprend trois opérations :

« En premier lieu, le malade se met complètement nu et se frotte du cou aux pieds pendant une demi-heure avec du savon noir. Pendant une deuxième demi-heure, il se met dans un bain et continue ses frictions. Puis, une fois qu'il est sorti du bain, on lui étend sur le corps une couche de pommade sulfuro-alcaline dite pommade d'Helmerich. Le patient se rhabille, reste ainsi englué pendant vingt-heures, et ce n'est que le lendemain qu'il prend un bain. Naturellement on passe les vêtements à 110° afin de les débarrasser des parasites qui pourraient s'y trouver.

La théorie du traitement est facile à exposer : Les frictions et le bain ouvrent les terriers dans lesquels se trouvent les sarcoptes, la pommade les tue. La *frotte* donne des résultats excellents. Sur 12.294 malades traités en 1890, c'est à peine si 3 ou 4 °/₀ n'ont pas été guéris dès la première fois qu'ils l'ont subie. »

Cette méthode, désignée d'abord sous le nom de *traitement de deux heures* mais dont le nouveau procédé vient de réduire la durée à une heure environ, n'est pas d'une application aussi facile dans la clientèle privée que dans les hôpitaux. Elle néces- site en effet une certaine habitude et une assez grande vigueur chez la personne chargée des frictions. Enfin elle exige une ins- tallation spéciale pour le bain, qu'il n'est guère possible d'aller prendre dans un établissement public, et pour la désinfection des vêtements à l'étuve. De plus elle imprègne, pendant un jour entier, le malade d'une odeur écœurante qui s'exhale de la pom- made soufrée dont il a le corps « englué » selon l'expression du professeur de St-Louis. Ce dernier inconvénient a été, il est vrai, en partie supprimé par Fournier, qui prescrit dans sa clientèle de ville la fameuse pommade ou plutôt le glycéré dit de Bourgui- gnon et dont voici la formule :

Glycérine......................	200	gram.
Gomme adragante..................	5	—
Fleur de soufre....................	100	—
S. carbonate de potasse............	35	—
Essence de menthe...........		
— de lavande............		
— de cannelle..........	ââ	1ᵍʳ,50
— de girofle............		

Mais le principal inconvénient de la *frotte* consiste dans la souffrance réelle qu'elle inflige aux patients, par l'application rude d'une pommade alcaline caustique sur les plaies déterminées par le grattage. Il faut, comme le dit Fournier, que la friction ouvre les terriers, c'est-à-dire mette le carbonate de potasse et le soufre en contact direct avec la partie sensible de la peau, dans laquelle est logé le sarcopte. C'est assez dire combien doit être douloureuse cette applicationz qui arrache de véritables hurlements aux malades, dont le corps n'est qu'une plaie.

Malgré ces inconvénients, le traitement de St-Louis était, il y a quelques mois à peine, le remède par excellence de l'affection psorique. Son efficacité indiscutable, son peu de durée, enfin son innocuité à peu près parfaite, en faisaient une méthode sinon idéale du moins très satisfaisante. Tous les autres procédés avaient cédé, en France du moins, devant celui de Fournier, et les lanceurs de remèdes nouveaux, jugeant sous doute cette branche épuisée, avaient tourné ailleurs leurs visées, lorsque, au mois de février 1896, une communication faite à l'Académie de Médecine par MM. Jullien et Descouleurs et imprimée dans les *Annales de dermatologie* (p. 577), attira l'attention sur un nouveau traitement de la gale. Il s'agissait de l'emploi du baume du Pérou, dont une seule application débarrassait la plupart des galeux et qui venait à bout, en quelques frictions, des gales les plus invétérées.

Les expériences faites sur plus de 300 galeux à l'hôpital St-Lazare avaient donné des résultats merveilleux.

On rapproche aussitôt de ces expériences celles qui avaient été tentées en Autriche, vingt-cinq ans auparavant, par M. Wilh. Petters, professeur à l'Université de Prague, qui employait le baume styrax concurremment avec le baume du Pérou, et dont les résultats avaient été publiés en 1874 dans la *Revue des Sciences médicales* (Tome IV, 2e année, deuxième fascicule).

D'autre part, un médecin de Paris, M. Vladimir de Holstein, publie, dans la *Semaine médicale* du 24 février 1897 (n° 9), deux succès obtenus par la teinture de benjoin dans deux cas de gale généralisée.

Si nous rappelons encore que le baume de Gurgun employé par le docteur Favareilles, de Bordeaux, en 1868, dans le but de déterger les ulcères causés par le grattage, a fait disparaître l'affection parasitaire, nous voyons se dessiner un traitement nouveau de la gale, non plus par tel ou tel produit particulier, mais par cet ensemble de composés aromatiques que Dorvault désigne sous le nom de *baumes naturels.*

Nous allons, dans la seconde partie de ce travail, étudier rapidement ces baumes, tant au point de vue botanique qu'au point de vue pharmaceutique, et nous donnerons, pour chacun de ceux qui ont été utilisés, un aperçu des résultats déjà publiés ou fournis par nos propres recherches.

Malgré l'usage restreint qui a été fait de quelques-uns d'entre eux, tels que le baume de tolu ou même le benjoin et le gurgun, nous espérons montrer que ces substances, tant par leurs analogies chimiques que par la similitude de leurs propriétés thérapeutiques, peuvent en théorie être à peu près indifféremment employées dans le traitement de la gale. Nous justifierons ainsi le titre que nous avons choisi et qui a précisément pour but de généraliser une conception nouvelle de nos moyens de défense à l'égard du sarcopte.

DEUXIÈME PARTIE

Les Baumes.

Considérations générales. — Le nom de baume, donné à l'origine à des préparations onguentaires auxquelles on attribuait des propriétés souveraines, fut étendu par la suite à des préparations liquides odorantes, généralement alcooliques. Plus tard encore, on appliqua le nom de baumes à des substances naturelles odoriférantes. Enfin, de nos jours, les pharmacologues, d'accord avec les chimistes, ont restreint cette dénomination à des produits végétaux naturels dont la composition commune peut être assez exactement représentée par de la résine, de l'huile volatile et un acide de la série aromatique, tel que l'acide benzoïque, l'acide cinnamique, etc.

Ces baumes ont pour caractère commun de posséder une odeur suave, d'être solubles en forte proportion dans l'alcool et dans l'éther, d'où l'eau les précipite, de céder à celle-ci leur acide naturel qu'on peut également retirer par sublimation ou précipitation.

Les baumes naturels les plus employés sont le baume de Gurgun, le styrax, le baume du Pérou, le baume de Tolu, le benjoin.

Nous allons étudier successivement ces diverses substances et leur emploi thérapeutique, principalement dans le traitement de la gale.

BAUME DE GURGUN.

Le baume de Gurgun, appelé encore Wood-oil (huile de bois), est fourni par diverses espèces du genre *dipterocarpus*, légumineuses originaires des Indes Occidentales et de l'Archipel Indien. C'est surtout le *dipterocarpus turbinatus* qui est utilisé. La plus grande partie du baume nous vient de Burma et des détroits.

Le baume de Gurgun a été introduit dans la matière médicale indienne par O'Shaugnessy, en 1868. Il a été importé en Europe sous le nom de baume de Copahu de l'Inde. On l'a recommandé contre la lèpre et les diverses maladies de la peau, les affections goléorrhéiques, leucorrhéiques, les maladies des voies urinaires. C'est un succédané sérieux du Copahu.

Le baume de Gurgun est liquide, de consistance visqueuse, doué d'une fluorescence très marquée : opaque, gris verdâtre par réflexion, il est rouge brun par réfraction. — Amer, aromatique sans avoir l'âcreté du copahu, il possède la même odeur que ce dernier mais avec moins d'intensité. Sa densité, inférieure à celle de l'eau, est de 0,964. Il est soluble dans la benzine, le chloroforme, le sulfure de carbone et différentes huiles essentielles, en partie dans l'alcool amylique, l'éther, l'acétone. Chauffé à 130° en vase clos, il devient gélatineux et ne reprend plus sa fluidité première. Il se solidifie à 220°, ce que ne fait pas le copahu. Le baume de Gurgun se compose d'une huile essentielle dans la proportion de 37 °/₀ et d'une résine contenant un acide cristallisable que Werne a appelé acide gurjunique.

On donne encore le nom de wood-oil à un baume que l'on retire d'une légumineuse, la *Hardwickia pinnata*. Ce baume, non fluorescent, ni gélatinisé, ni troublé à 130°, se rapproche du copahu. Voici une expérience qui permet de distinguer ce produit du copahu et du gurgun : Si l'on met dans une éprouvette une goutte du baume à reconnaître et XIX gouttes de sulfure de carbone et que l'on ajoute ensuite un mélange formé de parties égales d'acide sulfurique et d'acide azotique, on obtient les phénomènes suivants :

Pour copahu : beau brun rougeâtre et dépôt de résine sous forme de flocons ;

Pour gurgun : rouge pourpre intense devenant violet au bout de quelques minutes ;

Pour hardwickia : aucun changement de coloration.

Emploi contre la gale. — Nous trouvons, dans une brochure intitulée *La guérison par les plantes* et portant la date 1870, qu'un médecin autrichien, le Dr Käuffer, des environs de Prague, ayant employé le wood-oil dans un cas de gale, au même titre que le Dr Petters employait le styrax, avait vu disparaître rapidement les accidents.

De même, le Dr Favareilles, de Bordeaux, ayant, en 1868, utilisé le baume nouvellement importé des Indes, pour déterger les ulcères causés par le grattage sur un galeux, avait vu disparaître l'affection sur toutes les parties touchées par le remède.

C'est tout ce que nous avons pu recueillir sur l'emploi du baume de gurgun contre le sarcopte, mais cela suffit pour nous permettre de conclure que ce produit peut être utilisé avec des chances de succès.

A ce propos, nous ferons observer que le copahu, qui présente avec le baume de gurgun une grande analogie chimique et thérapeutique, pourrait être l'objet d'un essai de traitement antipsorique. Il est permis de prévoir que l'action de cette oléo-résine, qu'on a l'immense avantage de trouver dans toutes les pharmacies, doit être identique à celle du wood-oil. Elle est d'ailleurs citée, vers 1848, parmi les antipsoriques en vogue.

BAUME STYRAX.

Le baume styrax est fourni par le *Liquidambar orientale* (balsamiflués), qui croît en Asie, et par le *Liquidambar styraciflua*, que l'on trouve au Mexique et dans les contrées méridionales des Etats-Unis.

C'est un produit semi-liquide, de consistance glutineuse, opaque vert-grisâtre, d'une forte odeur benzoïnée, d'une saveur âcre et amère. Ne se desséchant pas à l'air, il est soluble dans l'alcool, le chloroforme, les huiles fixes. Il est solidifiable par la chaux et la magnésie.

Le styrax renferme une résine, la styracine, qui contient un phényléthylène, le *styrol*, C^8H^8, de l'acide cinnamique et des cinnamesters cinnamiques. M. Lepage, de Gisors, y a trouvé de l'acide benzoïque, que n'a pas voulu reconnaître M. Landon-Harrison.

Le baume styrax est un excitant presque uniquement réservé pour l'usage externe. Pourtant, il a été préconisé comme diurétique et antigonorrhéique. M. Lepage (1842) propose son usage interne sous forme de pilules, sirops ou potions, après purification, qui le rend verdâtre, semi-fluide, semi-transparent.

Emploi contre la gale. — Les propriétés antipsoriques du styrax sont établies depuis longtemps. La pharmacopée d'Ausbury, sous le titre *unguentum ad scabiem*, le recommande beaucoup. Le professeur Moriz Kaposi, dans son *Traité des maladies de la peau*, le conseille, de préférence à tout autre agent, chez les très jeunes sujets. Il prescrit le styrax mêlé à l'huile ou à la vaseline mentholée dans la proportion de 5 à 25 °/₀.

Le Dr Brocq (*Traité pratique des maladies de la peau*) recom-

mande également, comme une excellente formule chez les enfants
à la mamelle, le styrax dilué dans l'huile de camomille :

Huile de camomille camphrée.......	200	gram.
Baume styrax pur.................	20	—
Essence de menthe...............	5	—

Pour les adultes, il ajoute souvent du baume du Pérou :

Huile d'olives.................	50 à 200 gram.
Onguent styrax frais...........	25 à 50 —
Baume du Pérou.............	5 gram.

Un médecin allemand, le Dr Weinberg, préconise comme une
formule infaillible le mélange suivant :

Styrax liquide................ ⎫
Fleur de soufre............... ⎬ *áá* 20 gram.
Craie blanche .... ⎭

Savon noir................... ⎫ *áá* 40 gram.
Axonge .... ⎭

Mais c'est le professeur Wilh. Petters, de l'Université de Prague, qui a établi d'une façon indiscutable la valeur du traitement
par les baumes et en particulier par le styrax.

Pendant dix ans, de 1863 à 1873, ce médecin soumit plus de
trois mille galeux aux frictions de styrax ou de baume du Pérou,
et, sans nier l'efficacité des préparations sulfureuses, il conclut
à la supériorité réelle de ce traitement.

Sa méthode consistait en frictions légères sans lavage ni bain
préalable, sur tout le corps, avec le baume. Une à deux frictions
suffisent dans la plupart des cas. Le malade se rhabille et prend,
le lendemain, un bain amidonné.

Il est rare, dit M. Petters, que l'on soit obligé de faire plus de
trois ou quatre frictions.

L'emploi du baume styrax présente un inconvénient, c'est sa
consistance. Loin d'être fluide, comme le gurgun, il se rapproche

presque de la mélasse, et cette viscosité le rend difficile à étendre sur le corps. C'est pour obvier à cet inconvénient que la plupart des médecins, M. Petters, compris, le mêlent à une ou deux parties d'huile et que le Dr Pastau donne la formule suivante :

Styrax liquide...................... 30 gram.
Huile d'olives...................... 8 —

Mais ce procédé met en contact avec l'acare un baume plus ou moins dilué, c'est-à-dire moins actif que s'il était pur. C'est même la raison qui fit abandonner à M. Petters le styrax pour le baume du Pérou, que l'on peut employer à l'état de pureté.

Il y aurait un moyen, nous semble-t-il, de remédier à cet inconvénient, et nous sommes surpris qu'aucun médecin ne l'ait essayé. Ce serait de diluer le baume dans son tiers ou son quart d'alcool, dans lequel il est entièrement soluble.

L'alcool, outre sa propriété de dissoudre les matières grasses et par suite de porter l'agent actif en contact direct avec le parasite, exerce lui-même une action sérieuse sur ce dernier. De plus, en s'évaporant, il laisserait le baume pur en présence du sarcopte. Voici la formule d'un mélange que nous avons fait préparer à titre d'essai et qui nous paraît réaliser les conditions voulues de fluidité.

Styrax liquide...................... 50 gram.
Alcool à 90°.................... . .20 —

Nous regrettons de n'avoir pu expérimenter ce mélange; mais la plupart des galeux de Montpellier, jugeant superflu d'entrer à l'hôpital, il nous a été impossible de trouver un sujet d'expérience. Nous nous proposons en revanche d'employer dans notre clientèle une formule analogue de préférence au baume du Pérou, et cela pour la raison bien pratique que le styrax coûte environ six fois moins cher que ce dernier. D'autre part, Kaposi, Petters, Pastau, déclarent que le baume styrax est au moins aussi actif que le baume du Pérou et qu'il tache moins le linge.

BAUME DU PÉROU.

Le baume du Pérou, dont la connaissance chimique est due à Monnard (1880), provient du *Myroxylon* ou *Myrospermum perviferum*, grande légumineuse de l'Amérique méridionale. Il est surtout récolté au Guatemala, d'où il est expédié au Pérou, qui n'en fournit pas et au Mexique.

Il se présente sous deux formes : une variété solide, très rare et qui n'est plus utilisée, et une variété semi-liquide, que l'on trouve seule dans le commerce. C'est de cette dernière que nous allons nous occuper.

Le baume du Pérou est un liquide épais, brun, à odeur vanillée plus forte que celle du gurgun, mais agréable, à saveur âcre et amère. Sa densité est de 1.15. Il ne se dessèche pas à l'air. Il est soluble dans l'alcool, la benzine, les huiles grasses et volatiles, moins soluble dans l'éther. Il renferme une résine qui donne, par la soude, de l'acide cinnamique et benzoïque et une huile essentielle volatile. Cette huile contient un benzylester cinnamique la *cinnaméine* ($C^{16}H^{14}O^2$) et un cinnamester cinnamique, la *styracine* ($C^{18}H^{16}O^2$). Elle fournit par distillation sèche du *toluol*.

Dans l'eau bouillante, le baume du Pérou abandonne son acide cinnamique et des traces d'acide benzoïque.

Le baume du Pérou est un excitant qui détermine sur les muqueuses avec lesquelles il est en contact des phénomènes d'inflammation. Pris à l'intérieur, il détermine un léger catarrhe gastro-intestinal. On l'a employé en Allemagne comme anticatarrhal au même titre que le baume de Tolu, avec lequel il offre de grandes analogies. Il a été préconisé à l'extérieur, comme le styrax, dans les ulcères cutanés, les leucoplasies buccales, l'herpétisme, les engelures, etc.

En injections sous-cutanées on l'a recommandé contre les

tuberculoses osseuses et ganglionnaires. Enfin, le Dr Hubert l'a fait entrer dans la thérapeutique oculaire contre les blépharites chroniques, ulcéreuses, pityriasiques, contre le sycosis palpébral, l'eczéma rubrum, les kératites ulcéreuses.

Il emploie la pommade suivante :

Lanoline...................................... 2 gram.
Vaseline...................................... 4 —
Baume du Pérou............................... 0^{gr},6

Emploi contre la gale. — C'est Petters, de Prague (Autriche), dont nous avons déjà cité les expériences à propos du styrax, qui étudia, l'un des premiers, l'action antipsorique du baume. Les trois mille galeux sur lesquels il appliqua ce traitement furent radicalement guéris par une ou deux frictions.

En 1875, c'est-à-dire deux ans après les essais de Petters, qui avaient duré de 1863 à 1873, Giefert fait connaitre en France le procédé du professeur de Prague et le recommande fortement. Nothnagel et Rossbach préconisent la méthode. Burchardt devient aussi un de ses partisans en la modifiant comme il suit : 1° bain général ; 2° friction avec L gouttes de baume. Nous verrons que cette quantité est jugée insuffisante par les médecins qui ont adopté dans la suite ce mode de traitement.

En 1878, le Dr Jullien, professeur à l'hôpital Saint-Lazare, de Paris, voit fonctionner la méthode de Petters chez le professeur Tanturri, de Naples, qui remplaçait, dans la plupart des cas, les frictions plus ou moins douloureuses par des badigeonnages exécutés à l'aide d'un large pinceau.

Douze ans après, en 1890, ce même Dr Jullien entreprend une série d'expériences sur les galeux de Saint-Lazare. Pendant cinq ans, il traite les malades par le baume du Pérou, employé en frictions à la dose de 50 gram. environ et sans bain ni lavage préalables.

Le baume, dit-il, ramollit l'épiderme et pénètre dans les

sillons par le seul effet d'une frotte légère. Les résultats sont consignés dans une communication faite à l'Académie de médecine au commencement de 1896 et dans la thèse de Descouleurs, son élève, parue au mois d'avril de la même année. Plus de 300 galeux ont été guéris par ce procédé simple et agréable. Il n'a jamais été nécessaire de dépasser trois frictions pour venir à bout des gales les plus invétérées. Plus de la moitié des malades ont été débarrassés par une seule friction.

L'application de baume du Pérou n'est nullement douloureuse et ne détermine pas d'irritation des téguments. Enfin, les taches laissées sur le linge ne sont pas indélébiles.

Deux ans avant la communication du Dr Jullien, le Dr Feulard, l'une des victimes de l'incendie du bazar de la Charité, avait préconisé dans le *Journal de médecine et de chirurgie*, l'emploi du baume du Pérou, à la place de la frotte, mal supportée chez les enfants. Ses premiers essais, tentés à l'époque où il était chef de clinique à Saint-Louis, l'avaient décidé à abandonner entièrement le procédé de Fournier pour les jeunes sujets. Il croyait cependant utile de joindre une petite quantité de naphtol au baume du Pérou. Voici d'ailleurs la formule qu'il employait :

>   Axonge fraîche......................... 50 grm.
>   Baume du Pérou........................ 5 —
>   Naphtol............................... 1 —

Les frictions faites sur tout le corps, la tête exceptée, étaient suivies le lendemain d'un bain amidonné et d'un poudrage à l'amidon.

Le Dr Feulard cite plusieurs observations de gales compliquées, guéries en très peu de temps par cette méthode.

En somme, nous voyons que nous possédons, dans le baume du Pérou, un antipsorique aussi efficace que commode. Il résulte des expériences du Dr Jullien qu'il est inutile de l'associer à aucun autre agent comme le faisait le Dr Feulard. C'est aussi ce que

3

démontrent les quelques observations suivantes, recueillies dans le service de notre maître, M. le professeur agrégé Brousse, chargé du service des maladies syphilitiques et cutanées à l'hôpital suburbain de Montpellier.

Première Observation.

(Recueillie par le Dr Monseret, chef de clinique).

G... Claudia, 23 ans, fille de maison, est arrêtée à la visite sanitaire, le 26 mars 1897, pour une gale localisée aux interstices des doigts, aux poignets et sur les mamelons.

Cette femme prétend ne s'être aperçue de l'existence de ces lésions que depuis quelques jours à peine. Elle accuse des démangeaisons assez vives, principalement la nuit.

La présence de sillons caractéristiques, nettement tracés et dont la plupart ont été respectés par le grattage, ne permet pas la moindre hésitation de diagnostic : On se trouve en présence d'une gale localisée et simple. Il n'y a pas, en effet, de complications septiques.

Le 27 mars, on fait sur tout le corps une application de baume du Pérou, en insistant sur les parties spécialement atteintes. La quantité de baume employée est d'environ 30 gram.

Le lendemain 28, la malade accuse la disparition à peu près complète du prurit. Elle prend un bain savonneux, et les dernières démangeaisons disparaissent. Aucun symptôme de récidive n'ayant été constaté durant les deux jours suivants, cette femme sort le 31 mars, complètement guérie par une seule application de baume du Pérou.

Observation II.

Recueillie par le Dr Monseret, chef de clinique.

L... Julia, fille soumise, est arrêtée le 28 décembre à la visite sanitaire, pour blennorrhagie uréthrale et gale généralisée. De plus, la malade présente des cicatrices de nature nettement syphilitique.

La gale paraît remonter assez loin, ce qui s'explique d'ailleurs aisément par le peu de soin que cette femme semble prendre de sa personne. Elle est, en effet, très sale en dépit de son genre de vie.

L'éruption polymorphe a envahi tout le corps, la tête exceptée. On trouve des pustules, des vésicules, des papules, des excoriations linéaires. Les sillons sont nombreux mais déchirés pour la plupart, car la malade se gratte beaucoup. Néanmoins il nous est facile de découvrir dans leurs interstices, au bout de quelques minutes de recherche, plusieurs acares accompagnés de leurs œufs. Nous sommes bien en présence d'une gale généralisée mais sans complications septiques.

Le 2 janvier, on fait sur tout le corps de la malade une friction avec 50 gram. de baume du Pérou. Le lendemain, elle prend un grand bain. L'amélioration est très sensible, le prurit a presque disparu, les sillons se sont affaissés pour la plupart.

Le 6 janvier, la femme accuse une guérison à peu près complète ; cependant quelques sillons persistent, et les démangeaisons se font sentir de temps à autre.

On fait alors une seconde application de baume avec 40 gram. environ.

Le lendemain, nouveau bain. Le prurit a complètement disparu et ne revient pas les jours suivants.

La malade sort guérie le 11 janvier, après deux applications de baume du Pérou.

OBSERVATION III.

Due à l'obligeance de M. le professeur agrégé BROUSSE et recueillie dans sa clientèle privée.

M. G. L..., 25 ans, employé, est atteint depuis deux mois de gale papuleuse généralisée, très prurigineuse, pour laquelle il a déjà subi sans succès divers traitements. Il vient nous consulter dans notre cabinet le 22 juin 1897. Nous constatons des sillons caractéristiques qui rendent superflue la recherche du parasite. Nous ordonnons une friction avec 50 gram. de baume du Pérou et un bain amidonné suivi d'un poudrage à l'amidon pour le lendemain. Le malade, que nous avons revu par la suite, nous a déclaré avoir été radicalement guéri par cette seule application de baume.

OBSERVATION IV.

Due à l'obligeance de M. le professeur agrégé BROUSSE.

M. X..., étudiant en médecine, atteint depuis trois mois d'une éruption prurigineuse à exacerbation nocturne présentant tous les caractères de la gale, vient nous consulter dans notre cabinet le 1er juillet 1896. Le malade nous raconte qu'il a pris sans succès des bains sulfureux.

Nous le faisons déshabiller et nous constatons une éruption polymorphe avec sillons nombreux, les uns affaissés, les autres saillants. En revanche, pas de manifestations eczémateuses ou impétigineuses.

Le diagnostic est aisé. C'est bien la gale mais une gale simple. Nous ordonnons le baume du Pérou à la dose de 50 gram. pour une friction, ainsi qu'un bain amidonné à prendre le lendemain. Deux jours après, M. X... vint nous annoncer qu'il avait été complètement débarrassé de son affection par cette seule application de baume.

Observation V.

Due à l'obligeance de M. le professeur agrégé Brousse.

Mme et M. S... sont atteints tous deux d'éruptions prurigineuses discrètes datant de plusieurs mois et pour lesquelles ils ont déjà consulté à diverses reprises. La nature de l'affection échappe aux médecins, dont les prescriptions demeurent sans effet.

Le 12 mai 1897, le ménage vient nous consulter dans notre cabinet. Nous nous livrons à un examen attentif des deux époux. Les caractères de l'éruption, ses localisations, nous font soupçonner la gale. En effet, c'est surtout aux jointures des membres et du côté de la flexion, aux aisselles, aux organes génitaux, à la ceinture, que se manifeste l'éruption, caractérisée par de petites papules et quelques vésicules peu saillantes. On aperçoit çà et là quelques lignes grisâtres qui éveillent l'idée de sillons, mais qui sont à peine apparentes.

Devant l'impossibilité de baser notre diagnostic, un peu hésitant, sur un examen microscopique, nous prescrivons une friction générale avec le baume du Pérou, suivie le lendemain d'un bain amidonné.

Nous revoyons nos malades deux jours après. Ils accusent une amélioration considérable, mais le prurit n'a pas complètement disparu. Nouvelle friction et nouveau bain, qui amènent une guérison complète et définitive.

En présence des résultats consignés dans les observations qui précèdent et dont l'ensemble concorde si bien avec ceux qu'avaient publiés Petters et Jullien, nous nous demandons à quelle cause il faut attribuer l'insuccès de la méthode dans un cas de gale pour laquelle une malade subit 8 applications successives de baume du Pérou.

Voici, du reste, dans tous ses détails l'observation recueillie à ce sujet par notre ami Ardin-Delteil.

Observation VI.

Due à M. Ardin-Delteil, interné des hôpitaux.

A. Marie, 21 ans, originaire de N... (Aveyron), entre le 16 mars 1897, dans le service de M. le professeur agrégé Brousse. Elle arrive de la Clinique d'accouchements, d'où on l'a renvoyée à l'Hôpital suburbain pour une gale généralisée.

Cette femme déclare être enceinte de 8 mois.

Elle pourra donc subir un traitement avant ses couches.

L'éruption qu'elle présente, et qui détermine un prurit intense à exacerbation nocturne, est caractérisée par des pustules, des vésicules et des papules nombreuses et confluentes; par places des placards croûteux, des excoriations linéaires, des surfaces érythémateuses.

Tout le corps est envahi sauf la tête, mais c'est surtout à la flexion des membres, à la partie supérieure des aisselles et au niveau de la ceinture que les lésions sont le plus accusées. On se trouve en présence d'une gale généralisée avec quelques complications septiques.

Pour raffermir encore le diagnostic, des acares sont cherchés au fond des sillons et recueillis sur une lame de verre, où le microscope les décèle.

On prescrit le traitement par le baume du Pérou. Le soir même, la femme accouche, avant terme, d'un enfant vivant et bien conformé qu'on envoie à la Crèche.

Le traitement de la gale se trouve, par suite, retardé. Il n'est pratiqué que le 2 avril. M. le professeur agrégé Brousse ordonne ce jour-là une friction avec 50 gram. de baume du Pérou. L'infirmière chargée de la pratiquer s'acquitte consciencieusement de sa tâche, vers 11 heures du matin. La malade supporte très bien cette première friction. Le soir même, l'infirmière, poussée par un zèle excessif, en pratique une seconde, sans prévenir l'interne. Le lendemain, bain amidonné, puis nouvelle application de baume répétée encore le soir. Le jour suivant, à la visite, l'interne s'informe auprès de la malade des effets produits par le traitement. Il apprend que l'amélioration est à peine sensible et constate la persistance des lésions. Persuadé qu'une seule friction a été faite l'avant-veille, il en prescrit une seconde. C'est en réalité la cinquième, que 'infirmière fait suivre le même soir d'une sixième, pour recommencer le jour suivant, sans résultat bien marqué du côté de l'éruption. En revanche, la malade est éprouvée par ces frictions multiples. Elle présente de l'anorexie, quelques nausées, de la céphalalgie, de l'abattement. Les urines sont colorées en noir, le teint est pâle.

L'interne heureusement prévenu, fait cesser le traitement et prescrit une potion qui fait tout rentrer dans l'ordre sauf l'éruption, qui persiste.

La malade prend deux bains sulfureux, qui demeurent sans résultat. Enfin, le 22 avril, on se décide à lui faire subir le traitement de deux heures. Le prurit disparaît, les sillons s'affaissent, et, le 29 avril elle sort entièrement guérie.

Voilà donc une femme qui a subi sans succès, en quatre jours, huit applications de baume du Pérou. Si on n'avait pas pris le soin d'extraire des acares, on se demanderait, non sans raison, si le diagnostic était exact. Mais la présence des parasites et le succès rapide de la méthode de Saint-Louis nous montrent bien qu'il s'agissait de la gale. Existerait-il des variétés de sarcoptes réfractaires aux agents qui tuent la plupart d'entre eux ? On serait presque tenté de le croire en présence de pareils faits.

Quoi qu'il en soit, ce n'est pas une seule observation, quelque concluante qu'elle paraisse, qui peut diminuer la valeur de la méthode par le baume du Pérou. Nous avons tenu à citer cette observation pour ne rien négliger de ce qui peut aider à l'étude du traitement qui nous occupe, mais nous ne voulons pas en faire un argument contre le nouveau procédé.

C'est peut-être dans les conditions physiologiques un peu spéciales dans lesquelles se trouvait cette femme, dans les complications septiques de sa dermatose, enfin, dans l'excès même du traitement, qu'il faut chercher la raison de la persistance des lésions. Il eût fallu, après les premières applications, constater à nouveau la présence d'acares vivants dans les sillons pour n'avoir plus le droit de penser qu'une dermite simple plus ou moins prurigineuse s'était substituée à la maladie parasitaire.

BAUME DE TOLU

Le baume de Tolu provient du *myroxylon* ou *myrospermum toluiferum*, légumineuse des provinces de Saint-Thomas et de Carthagène, surtout commune aux environs de la ville de Tolu, d'où sa dénomination.

Semi-liquide au moment de sa production, le baume durcit et jaunit avec le temps, en perdant de son odeur suave, parce que l'huile volatile, le *tolène* ($C^{10} H^{16}$) à laquelle est due cette odeur, se transforme en acide benzoïque (Guibourt) ou en acide cinnamique (Frémy).

Le baume de Tolu, soluble dans l'alcool, l'éther etc., cède à l'eau chaude beaucoup de son acide et un peu de son huile volatile. Il fond et brûle en répandant une odeur agréable. Sa composition tient à la fois de celle du Baume du Pérou et de celle du benjoin. Pourtant un chimiste, M. Carles, a déclaré n'avoir trouvé que de l'acide cinnamique (*Union pharmaceutique*, 1874).

Le Baume de Tolu est imparfaitement miscible avec les corps gras, surtout liquides, sans des intermédiaires, tels que la cire, la glycérine, l'alcool, etc.

Usages thérapeutiques. — Le Baume de Tolu, employé comme

stimulant, expectorant et diurétique dans certains catarrhes, ne paraît guère avoir été employé comme topique.

Bien que nous n'ayions trouvé citée nulle part l'application de ce corps au traitement de la gale, nous ne pouvions cependant le passer sous silence dans la série de baumes déjà énumérés et parmi lesquels il trouve des analogues chimiques, tels que le Baume du Pérou et le benjoin.

Si, comme l'ont prétendu Nothnagel et Rossbach (*Matière médicale*, 1889), c'est par leur huile volatile que les baumes exercent une action toxique sur le sarcopte, le Tolu, riche en principes essentiels, doit être un antipsorique au moins aussi actif que le styrax ou le baume du Pérou.

Cette action, purement théorique, nous semble pouvoir être logiquement prévue jusqu'au jour où des expériences précises viendront la confirmer ou la nier.

BENJOIN

Le benjoin est un baume naturel fourni par le *styrax benzoïn* (Dryander) ou le *styrax officinale* (Hayne) styracinées de l'Indo-Chine, du Siam, de Cochinchine, de Sumatra.

Le mot benjoin viendrait de l'hébreu *benzoe*, dans lequel on trouve *ben* fils, *Jaoa* de Joa, parce que, selon Gamas, l'arbre qui produit ce baume croît à Joa, près de Samarie.

Le benjoin se trouve surtout dans le commerce sous forme de masses sèches, friables, grisâtres, un peu luisantes (benjoin *amygdaloïde*). Son odeur est suave, sa saveur d'abord balsamique douceâtre, puis âcre.

On le trouve encore sous les deux formes dites en sorte, ou en larmes.

Le benjoin fond à la chaleur et brûle avec une odeur agréable, ce qui le fait mélanger à l'encens. Il est entièrement soluble dans l'alcool et l'éther, et cède à l'eau de l'acide benzoïque et de l'huile volatile.

Il renferme 80,7 pour cent de résine et 19,8 d'acide benzoïque. Il présente des traces d'huile volatile et de l'acide cinnamique (Kolbe et Leutemann), mais tantôt l'un, tantôt l'autre de ces acides fait défaut.

Peu utilisé à l'intérieur, le benjoin est un excitant balsamique qui entre dans diverses préparations. On l'a recommandé contre les affections des voies respiratoires, et les frictions, faites avec une flanelle imprégnée de ses vapeurs, auraient donné de bons résultats dans certaines douleurs rhumatismales. Distillé avec Q. S. d'eau, au bain de sable, le benjoin fournit l'huile pyrogénée de benjoin, qui a été préconisée en frictions dans les arthrodynies et le rhumatisme (Jourdan).

Emploi dans le traitement de la gale. — C'est à deux observations, l'une publiée dans un journal de pharmacie, qu'il nous a été impossible de retrouver, l'autre, insérée dans la *Semaine médicale*, du 24 février 1897, que se ramène tout ce que nous avons trouvé sur le traitement de la gale par le benjoin.

Voici, en résumé, ce que dit la *Semaine Médicale* :

« Le docteur Vladimir de Holstein (Paris) déclare avoir traité par la teinture de benjoin deux cas de gale généralisée sur deux sœurs, dont l'une avait communiqué l'affection à l'autre. Il recommanda des frictions énergiques sur les parties affectées. Les démangeaisons cessèrent dès la première application, et l'éruption commença à rétrocéder. Deux jours après, les malades prirent un bain. Les quelques placards éruptifs qui subsistaient encore ne tardèrent pas à s'effacer, et l'affection disparut, bien que les vêtements n'aient pas été passés à l'étuve. »

La teinture de benjoin, faiblement colorée en jaune, ne tache pas la peau. Le sujet peut donc vaquer à ses occupations. Enfin, l'odeur qu'elle exhale, quoique forte, est très agréable.

« L'alcool, ajoute M. Vladimir de Holstein, me paraît jouer un certain rôle dans l'action curative de la teinture de benjoin à l'égard de la gale, et cela aussi bien en exerçant une influence directe qu'en facilitant la pénétration du benjoin dans les sillons où se trouve l'acare. En s'évaporant, l'alcool laisse déposer une couche de benjoin qui adhère à la peau et qui dégage constamment des vapeurs de substances volatiles susceptibles de tuer les sarcoptes qui peuvent se trouver dans les vêtements ».

Le *Journal de Pharmacie* citait un cas analogue de guérison obtenue sur une jeune femme par des frictions de teinture de benjoin.

En présence du succès obtenu par un produit aussi commun et d'un maniement agréable, une tentative fut faite à l'hôpital suburbain de Montpellier dans le service de notre maître, M. Brousse. Voici l'observation qui n'est pas, hélas ! en parfait accord avec celles que nous venons de citer.

OBSERVATION VII.

(Recueillie par M. ARDIN DELTEIL, interne des hôpitaux).

G... Jacques, 23 ans, soldat au 122ᵉ régiment d'infanterie, entre le 27 février 1897 dans le service de M. le professeur agrégé Brousse avec le diagnostic gale. Il présente une éruption généralisée et confluente. Papules, pustules, vésicules, sont réunies par larges placards surtout à la ceinture, la partie supérieure des aisselles, le pli du coude, le creux poplité. Çà et là, des excoriations, des croûtes, des croutelles, consécutives au grattage.

Le diagnostic est aisé : on se trouve en présence d'une gale généralisée avec quelques complications secondaires. Néanmoins, pour supprimer toute chance d'erreur de diagnostic, on recherche et on extrait un acare vivant.

M. le professeur agrégé Brousse ordonne des frictions avec la teinture de benjoin. Une première friction est faite le 27 février, sans amener de résultat bien marqué; une seconde, puis une troisième application, sont tentées successivement, les 28 et 29. Les trois frictions ont nécessité 100 gram. environ de teinture.

Le 4 mars, en présence du résultat négatif obtenu, on fait encore une friction qui reste, elle aussi, sans effet. Le prurit était peut-être un peu atténué, mais les lésions restaient aussi marquées que le premier jour.

Le 6 mars, en désespoir de cause, on institue le traitement de deux heures, qui débarrasse notre homme radicalement et définitivement. Il sort guéri le 8 mars.

Faut-il conclure de cette observation, dont l'importance est accrue par le petit nombre d'expériences tentées, que l'on doive renoncer à l'emploi de la teinture de benjoin ? Certes non. Un pareil rejet serait prématuré. L'homme de notre observation était un paysan à la peau rude, épaisse, moins susceptible par conséquent qu'une peau fine et délicate de laisser pénétrer l'agent antipsorique. D'autre part, la forme assez sérieuse de son éruption devait la rendre rebelle aux traitements. N'avons-nous pas vu échouer le baume du Pérou, d'une efficacité pourtant incontestable, dans le cas rapporté par notre obs. VI ?

Nous réserverons donc notre jugement jusqu'à ce que l'on ait réalisé de nouveaux essais.

Nous nous permettrons néanmoins, dès aujourd'hui, quelques réflexions suscitées par notre connaissance pharmaceutique du produit. Le benjoin, étant un corps solide, ne peut être utilisé que sous forme de teinture ou d'huile pyrogénée. C'est à la teinture que l'on a fait appel dans les quelques cas cités plus haut.

Or, la volatilité de l'alcool oblige à faire très rapidement les frictions, sous peine de ne déposer la substance active que sur des points isolés du corps des malades, points entre lesquels le parasite se trouvera parfaitement indemne. Le styrax, même mélangé à l'alcool, ne présente pas cet inconvénient. Sa viscosité semble s'opposer à l'évaporation du dissolvant, et, même cette évaporation une fois effectuée, la substance active peut être étendue à l'aide d'une friction énergique dont la chaleur la rend plus fluide. Il n'en est pas de même du benjoin, qui, séparé de son alcool, redevient résine solide et ne peut être répandu. Pour réaliser le maximum de chances de pénétration, il nous semble que la friction, exécutée à l'aide d'un morceau de flanelle ou d'un linge quelconque, devrait être suivie d'un badigeonnage général, pratiqué avec un large pinceau ainsi que le faisait le professeur Tanturri, de Naples, pour le baume du Pérou.

La frotte ayant irrité modérément la peau et dilaté ses pores, la teinture pénétrerait plus facilement jusque dans les sillons.

Dans le cas de notre observation VII, nous avons su que les frictions avaient été opérées par l'infirmier directement avec la main. Ce procédé est évidemment insuffisant, étant donné la rapidité d'évaporation de la teinture et la quantité relativement faible dont disposait l'opérateur. La main ne peut, comme un tissu de laine par exemple, suivre et embrasser toutes les sinuosités du corps. Or, il suffit de laisser çà et là quelques îlots indemnes, pour voir en peu de temps se généraliser à nouveau l'affection.

Dans le cas cité par M. de Holstein, ce sont les malades elles-mêmes qui ont pratiqué les frictions.

Elles ont dû les faire avec tout le zèle que donne le désir de se débarrasser d'une maladie répugnante et peu avouable. D'autre part, la peau des femmes est beaucoup plus délicate et offre par suite moins de résistance que celle des hommes, et surtout d'un homme du peuple, à la pénétration de l'agent parasiticide. Le succès a couronné leurs efforts, et cela seul, en laissant de côté toutes les autres considérations, prouve que le benjoin peut devenir un antipsorique efficace.

Une tentative reste encore à faire à l'égard du benjoin. Ce

serait l'emploi de l'huile pyrogénée, qui, d'un maniement plus
commode que la teinture, dont elle n'offrirait pas les inconvénients signalés plus haut, renfermerait cependant l'huile essentielle
et les acides qui constituent les principes actifs du benjoin.

Cette conception est purement théorique, et nous la donnons
pour ce qu'elle vaut, mais elle repose du moins sur des données
chimiques qui la rendent plausible.

Voilà terminée notre étude pharmaceutique et thérapeutique
des divers baumes naturels utilisés en médecine. Dans la troisième partie de ce travail, nous allons résumer les effets obtenus,
tirer une conclusion en faveur de l'action antipsorique de ces
oléo-résines et donner une appréciation du nouveau mode de
traitement généralisé.

Nous ferons ressortir ses avantages sur toutes les méthodes
préconisées jusqu'à ce jour, et nous ajouterons enfin quelques
considérations pratiques militant en faveur de telle ou telle substance de préférence à toute autre.

TROISIÈME PARTIE

Conclusion.

Il résulte des effets thérapeutiques obtenus par l'emploi des baumes naturels que le traitement de la gale par ces composés aromatiques est un fait acquis aujourd'hui. Ce traitement offre, sur tous ceux qui ont été préconisés jusqu'à ce jour, des avantages incontestables. Nous avons déjà parlé de la souffrance réelle infligée aux malades par la méthode de St-Louis, qui met, sous forme de pommade, un alcali caustique en contact avec les plaies avivées par le grattage. Nous avons parlé aussi de l'odeur écœurante exhalée par les malades enduits de pommade d'Helmérich, odeur qui détermine, chez les femmes surtout, des troubles gastriques réflexes fort gênants. Le procédé des baumes remplace cette odeur par un parfum aromatique très agréable. Mais il offre encore d'autres avantages, parmi lesquels son emploi, facile à toutes les époques et dans tous les milieux, lui crée une supériorité incontestable sur la méthode de Fournier. Un flacon de baume et un morceau de flanelle constituent tout l'appareil nécessaire. Les lavages préalables, les ennuyeuses frictions au savon noir, utiles peut-être, ne sont pas indispensables. Pas de bains médicamenteux pénibles et démesurément longs : seulement un bain de propreté, que l'on peut aller prendre le lendemain dans un établissement spécial. Il n'est plus d'états physiologiques, tels que la grossesse, les périodes menstruelles etc.,dont la venue contre-indiquait autrefois le traitement de deux heures,qui s'opposent aujourd'hui à l'immédiate application des frictions balsamiques.

Les jeunes enfants eux-mêmes,rebelles à la frotte,supportent très bien ces frictions plutôt douces. De plus, si nous envisa-geons un côté d'économie domestique important pour certains malades, nous constatons que l'on n'a plus à craindre, avec les baumes, dont les taches disparaissent à la lessive, ces macules jaunâtres indélébiles, dues à un dépôt de soufre sur le linge et les vêtements, dont l'usage devient impossible.

Enfin et surtout, la rapidité d'action du nouveau remède n'est nullement inférieure à celle de la pommade sulfuro-alcaline. Une seule friction de baume du Pérou, nous dit Jullien, a suffi dans plus de la moitié des cas à débarrasser les galeux de tout symptôme. Si nous ajoutons que l'application des baumes, pra-tiquée sans la moindre douleur, ne détermine sur la peau aucune irritation consécutive, alors que la préparation d'Helmérich laisse le plus souvent un prurit rebelle, capable de faire croire à une survie de parasites, nous aurons résumé les principaux avanta-ges de la méthode de Jullien.

Nous devons maintenant, pour être complet, énumérer les inconvénients signalés par quelques auteurs. Le docteur Robin, dans son *Traité de thérapeutique*,section des maladies de la peau, cite un cas de mort survenue à la suite d'applications de baume du Pérou.

Le docteur Thibierge (*Annales de Dermatologie et de Syphili-graphie* 1885, 2me série, tome VII page 424),dans un travail sur les relations des affections des reins et des dermatoses, dit avoir constaté des néphrites, de l'albuminurie, de l'anasarque consé-cutifs à l'emploi exagéré des balsamiques en topiques dans le traitement de certaines maladies de peau, entre-autres la gale.

De notre côté, nous avons constaté dans notre obs. vi, à la

suite de frictions trop nombreuses, des phénomènes d'intoxi-
cation, légers il est vrai, caractérisés par de la céphalalgie, de
l'inappétence, des maux de reins, des urines hémaphéiques.

La conclusion à tirer de ces faits est que l'on doit manier les
baumes avec plus de prudence que ne semblait le conseiller
ce que l'on possédait de leurs propriétés thérapeutiques. Il ne
s'ensuit nullement que l'on doive les employer avec crainte.
L'usage des frictions mercurielles, bien autrement dangereux,
est universellement répandu.

Nous serions heureux d'avoir des détails précis sur le cas de
mort cité par Robin. Le peu de gravité des symptômes observés
sur notre malade, qui subit en très peu de jours un nombre de
frictions considérable, alors que son état général la mettait dans
les plus mauvaises conditions possibles au point de vue intoxi-
cation, nous permet de supposer, chez le malade de cet
auteur, un terrain singulièrement prédisposé. Nous comprenons
fort bien qu'un brightique par exemple, en état d'urémie, dont
le rein saisit le moindre prétexte pour suspendre son rôle
d'émonctoire, puisse être dangereusement influencé par une
cause insignifiante pour un organisme normal.

C'est sans doute à des conditions analogues que l'on doit le
fâcheux résultat signalé. Les frictions ont joué dans ce cas le
rôle que jouerait pour notre brightique un refroidissement ou
l'application d'un vésicatoire.

Les trois mille cas de Petters et les trois cents observations
de la statistique de Jullien, dans lesquels nous ne trouvons
signalé aucun accident, nous rassurent singulièrement à l'égard
des dangers que présente l'emploi des substances balsamiques.
Certes, nous le répétons, tout médicament peut devenir dangereux dans certaines conditions déterminées. Ne voyons-nous
pas quelquefois les vomitifs ordonnés si délibérément déter-
miner des lésions incurables du cœur ? Faut-il pour cela

b

renoncer aux services inestimables que nous rendent les médicaments de cet ordre ?

En résumé, nous pensons que les quelques accidents signalés çà et là ne constituent pas une raison suffisante même pour restreindre l'usage des baumes dans le traitement de la gale. Sans doute le médecin devra, comme d'ailleurs pour toutes les substances médicamenteuses, subordonner ses prescriptions aux indications fournies par l'état général du malade, mais, pour quelques rares sujets, sur lesquels l'application des baumes devra être tentée avec prudence, il pourra, dans la plupart des cas, les employer largement et sans crainte.

Et maintenant nous pouvons nous demander de quelle manière agissent ces nouveaux antipsoriques à l'égard de l'acare. Nothnagel et Rosbach (*Traité de matière médicale*) nous apprennent que c'est par leur huile volatile qu'ils tuent le parasite : « Tous les baumes, disent-ils, par leur huile essentielle exercent une action toxique sur les sarcoptes de la gale. Grâce à leur volatilité, ces huiles pénètrent facilement dans la peau et dans les sillons tracés par l'acarus, de sorte qu'elles arrivent aisément au contact avec ce dernier. »

M. Descouleurs, dont nous avons déjà cité la thèse *Sur le traitement de la gale par le baume du Pérou*, se demande si le baume agit sur l'insecte par corrosion ou par suffocation. Il ne conclut pas, mais il relate à ce sujet des expériences faites par lui sur des acares vivants soumis à l'action de diverses substances. Pour ces expériences, il plaçait des parasites sous des lamelles de verre bombées, dans la concavité desquelles il avait déposé de la fleur de soufre, de la pommade d'Helmerich, de la glycérine, du baume du Pérou etc.

Voici d'ailleurs, un peu complété par nous, le tableau des résultats qu'il a obtenus :

Substances employées	Durée de la survie
Eau à 30°....................	7 jours
Vapeurs sulfureuses..............	16 heures
Eau froide à 10°..................	12 —
Glycérine	8 —
Fleurs de soufre.................	2 —
Pommade d'Helmerich............	1 —
Baume du Pérou................	10 à 40 minutes

La conclusion qu'en tire M. Descouleurs est que le baume du Pérou possède une action antipsorique supérieure à celle des autres substances et en particulier de la pommade d'Helmerich. Bien que partageant cette opinion pour des raisons différentes, nous tenons à faire observer que ces résultats sont loin d'avoir la portée qu'il semble leur attribuer. Il ressort en effet de ce tableau que, dans les conditions de l'expérience, le baume du Pérou est plus toxique pour l'acare que les substances prises comme terme de comparaison, mais, si nous nous en tenons là, nous tombons dans le défaut commun à tous ceux qui expérimentent *in vitro* et prétendent transporter dans un organisme vivant les phénomènes observés.

Les conditions dans lesquelles s'opère l'action des antipsoriques sur la peau sont-elles identiques à celles réalisées sur la platine du microscope ? Y a-t-il simple contact ? Nous ne le pensons pas et nous ne voulons pour preuve que le fait suivant, constaté par M. Descouleurs lui-même : La pommade d'Helmerich, qui tue en une heure le sarcopte mis en contact avec elle, le tue en moins d'une demi-heure quand elle agit en friction. L'explication est facile à donner : Tous les chimistes nous enseignent que le soufre, mis en présence d'un corps gras, dégage, sous l'influence de la chaleur, de l'hydrogène sulfuré. C'est ce nouveau corps, très toxique, qui, plus actif encore à l'état naissant, devient le véritable parasiticide.

Nous pouvons rapprocher de ce fait une anecdote rapportée par Helmerich : En 1812, de nombreux cas de gale se déclarèrent dans le régiment auquel était attaché le médecin comme officier de santé. Le traitement se faisait dans une salle réservée, où les hommes se frottaient mutuellement avec la pommade sulfuro-alcaline auprès d'un poêle ardent, car on était en hiver. Plusieurs militaires, dont la peau était trop écorchée pour leur permettre de subir les frictions, assistaient néanmoins, à peu près nus, au traitement de leurs camarades. Ils s'aperçurent bientôt, sans s'en expliquer la cause, que le prurit devenait moins violent, et au bout de quinze à vingt jours ils se trouvèrent complètement guéris sans avoir rien fait en apparence.

Cette anecdote intéressante démontre, à elle seule, la production, sous l'influence de la frotte, de vapeurs sulfurées toxiques pour l'acare. Ce sont ces vapeurs, nous le répétons, qui paraissent agir surtout dans la friction, vis-à-vis du parasite ; à l'état de repos au contraire, sur la lame du microscope, la pommade d'Helmerich tue ce dernier par son carbonate de potasse et par l'acide sulfureux que renferme toujours, à titre d'impureté, la fleur de soufre non lavée.

Pouvons-nous affirmer que les baumes n'acquièrent pas de même des propriétés nouvelles sous l'influence des frictions ? Des composés tels que ceux-là, qui cèdent avec une facilité relative leurs acides et leur huile essentielle, ne doivent pas rester indifférents à une température supérieure à 37° et au contact des diverses sécrétions épidermiques. Il nous paraît difficile d'admettre qu'ils arrivent en substance à l'intérieur des sillons. Mais la complexité de ces corps, dont la composition chimique est encore controversée, rend bien difficile une étude même approchée des transformations subies.

Il nous paraît donc hasardé de vouloir affirmer tel mode d'action à l'exclusion de tel autre. Tout ce que nous croyons pouvoir logiquement supposer, c'est que les baumes agissent plutôt par leurs principes essentiels, volatils à la température ordinaire, que par des propriétés corrosives douteuses. L'intéressant d'ailleurs est qu'ils agissent, et ce point nous paraît suffisamment démontré.

Une notion plus importante et plus pratique et qui ne pourra s'acquérir qu'à la suite d'essais nombreux, c'est celle qui a trait aux propriétés spéciales à chaque baume dans le traitement des diverses formes de gale, et aux indications qu'il présente. Les expériences faites jusqu'à ce jour n'ayant guère porté que sur le styrax et le baume du Pérou, nous ne pouvons même ébaucher cette question. Les propriétés chimiques, bien que militant en faveur de telle ou telle similitude d'action, ne suffisent pas à nous renseigner.

En revanche nous pouvons, dans un domaine plus pratique, donner le tableau comparé du prix de revient de chaque baume et de la pommade d'Helmerich. Ce tableau dressé par un pharmacien, sur notre demande, nous paraît avoir son intérêt pour le praticien, obligé souvent de compter avec les ressources de ses clients.

Nom de la substance	Dose pour une friction	Prix d'achat	
Baume du Pérou........	50 grammes	5fr.	
Baume de Tolu.........	—	1	50
Copahu..............	—	1	
Teinture de benjoin......	—	0	90
Styrax liquide..........	—	0	75
Pommade de Helmerich..	—	0	75
Baume de Gurgun.......	.—	0	50

Ces chiffres plaident éloquemment en faveur du baume de Gurgun, moins cher encore que la pommade d'Helmérich. Ils devraient à eux seuls encourager quelques essais nouveaux de la substance dans le sens qui nous occupe.

Quant au styrax, dont les propriétés ont été suffisamment établies, nous ne pouvons que rappeler ici ce que nous avons dit plus haut à son sujet, à savoir que, dilué avec un peu d'alcool, il réunit tous les avantages du baume du Pérou, dont le prix est six fois plus élevé.

Pour la teinture de benjoin, nous ne pouvons que conseiller également de nouvelles tentatives, en recommandant d'éviter l'écueil signalé par nous relativement à l'insuffisance de son application.

Le Tolu resterait enfin à étudier entièrement comme antipsorique, et ce travail serait d'autant plus intéressant qu'il donnerait une consécration à l'idée générale du traitement par les baumes naturels.

En résumé, les baumes paraissent tous être de puissants auxiliaires contre la gale, mais deux d'entre-eux seulement, le styrax et le baume du Pérou, ont été assez étudiés pour qu'on puisse les déclarer supérieurs aux agents employés jusqu'à ce jour. De ces deux baumes le premier nous paraît, par la modicité de son prix, par son efficacité au moins égale à celle du second, mériter la préférence du praticien.

Cette opinion, bien entendu, est purement provisoire et subordonnée aux résultats futurs obtenus avec les autres baumes, encore peu étudiés ou même inusités jusqu'à ce jour.

Arrivé à la fin de ce travail, nous exprimerons le regret de n'avoir pu contribuer davantage à combler les lacunes que nous venons de signaler dans l'œuvre entreprise. Malheureusement, le temps et les sujets d'expérience nous ont fait défaut.

Nous laissons à d'autres, mieux partagés, la tâche de compléter ce chapitre intéressant de thérapeutique.

C'est peut-être l'emploi rationnel et vulgarisé des diverses oléorésines qui doit rayer de notre cadre nosologique cette dermatose répugnante, qui résista pendant plus de vingt siècles aux efforts des thérapeutes.

INDEX BIBLIOGRAPHIQUE

Duchesne-Duparc. — Traité des dermatoses. Paris, Baillière 1859.

Brocq et Jacquet. — Maladies de la peau. Paris, 1892.

Moriz Kaposi. — Maladies de la peau. Paris, Masson, 1891. Trad. Besnier et Doyon.

Rayer. — Traité des maladies de la peau.

Gaucher. — Leçons sur les maladies de la peau,

Alibert. — Traité des dermatoses. Paris, 1832.

Nothnagel et Rossbach. — Matière médicale. Paris, Baillière, 1889.

Dorvault. — L'officine. Paris, Hasselin et Houzeau, 1893.

Planchon. — Les drogues simples d'origine végétale. Paris, Doin, 1895.

Cazenave et Schedel. — Abrégé pratique des maladies de la peau. Paris, 1847.

Devergie. — Traité pratique des maladies de la peau. Paris, 1854.

Hébra. — Traité des maladies de la peau. Trad. Doyon, Paris, 1872.

Guibourt. — Leçons cliniques sur les maladies de la peau. Traité pratique des maladies de la peau. Paris, 1876.

Bazin. — Leçons sur les affections cutanées parasitaires. Paris, 1858 et 1872.

Duhring. — Traité des maladies de la peau. Trad. Barthélemy et Colson.

Baillou. — Traité de botanique médicale.

Guibourt et Planchon. — Histoire naturelle des drogues simples.

Fluckiger et Hambury. — Histoire des drogues d'origine végétale. Trad. Lannessan.

Dictionnaire des sciences médicales (art. gale).

Fournier. — Dictionnaire des sciences médicales en 60 volumes. Tom. XVII (art. gale), Paris, Penckoucke, 1816.

Dechambre. — Dictionnaire de médecine. Paris, Baillière.

Biett. — Dictionnaire en 30 volumes (art. gale). Paris, 1836.

Monneret et Fleury. — Compendium de médecine (art. acare). Paris, 1832.

WURTZ. — Dictionnaire de chimie pure et appliquée.

— . Revue des sciences médicales, tom. IV, 2ᵐᵉ année, 2ᵐᵉ fascicule. Paris Masson, 1874.

FROG. — Bulletin de la Société chimique de Paris, 20 novembre 1894.

— Union médicale, 20 mai 1894.

— Semaine médicale, n° 9, du 24 février 1897.

— Archives générales de médecine, tom. XI. Paris, 1858.

HAYEM. — Revue des sciences médicales, 1874.

— Journal de pharmacie et de chimie, 1894-1895.

— L'Union pharmaceutique, février 1889.

— Les nouveaux remèdes, août 1893, février 1894.

— The Times and Register, pag. 57, 18 janvier 1890.

— Brit. medic. journal, pag. 781, 5 avril 1890.

FOURNIER. — Union médicale, 20 mai 1894. Diagnostic et traitement de la gale.

Th. MOUFFET. — Theatrum insectorum, in-fol. 1558.

BOURGUIGNON. — De la contagion de la gale et de son traitement, 1850.

AUBÉ. — Considérations générales sur la gale et l'insecte qui la produit.

MOURONVAL. — Recherches et observations sur la gale.

GRAS (Albin). — Recherches sur le sarcopte de la gale. Thèse de Paris, 1834.

RENUCCI (F.). — Découverte de l'insecte qui produit la contagion de la gale. Th. de Paris, 1835.

GRANIER. — Des divers traitements de l'affection psorique et essai par l'huile de pétrole purifiée. Th. de Paris, 1872.

FRISSARD. — Essai sur l'acide phénique dans le traitement de la gale. Th. de Paris, 1880.

BORDAS. — Complications et traitement de la gale. Th. de Paris, 1881.

GUÉRIN. — Traitement de la gale par le naphtol. Th. de Paris, 1882.

DESCOULEURS. — Le traitement de la gale par le baume du Pérou. Th. de Paris, 1896.

ROBIN. — Traité de thérapeutique. — Les maladies de la peau.

Giornale italiano delle malattie veneree e della pelle, vol. n° 29.

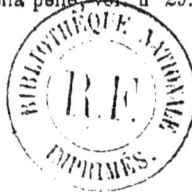

www.ingramcontent.com/pod-product-compliance
Lightning Source LLC
Chambersburg PA
CBHW032310210326
41520CB00047B/2675